AF298126

M. PASTEUR

SA NOUVELLE MÉTHODE

DITE

MÉTHODE INTENSIVE

PEUT-ELLE COMMUNIQUER LA RAGE?

RÉPONSE A CETTE QUESTION

PAR

LE DR CONSTANTIN JAMES

Ancien collaborateur de Magendie

Chevalier de la Légion d'honneur, Commandeur de l'Ordre pontifical de Saint-Sylvestre
Chevalier des Ordres de Léopold de Belgique
de Charles III d'Espagne, du Christ du Portugal, de François-Joseph d'Autriche
de Frédéric du Wurtemberg, d'Adolphe de Nassau, de Saint-Michel de Bavière
d'Ernest de Saxe, de François Ier des Deux-Siciles, des SS. Maurice
et Lazare de Sardaigne
Membre de plusieurs Académies françaises et étrangères, etc.

PARIS

A. LAHURE, ÉDITEUR

9, RUE DE FLEURUS, 9

1887

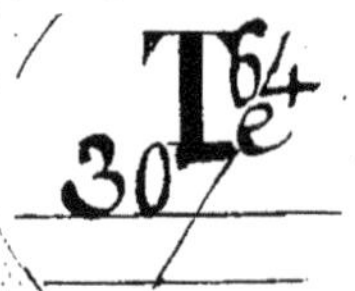

M. PASTEUR

SA NOUVELLE MÉTHODE

DITE

MÉTHODE INTENSIVE

PEUT-ELLE COMMUNIQUER LA RAGE?

OUVRAGES DU MÊME AUTEUR

Leçons sur les Phénomènes physiques de la vie, professées par Magendie au Collège de France, et publiées par Constantin James, son élève. 3 volumes.

Leçons sur les Fonctions et les Maladies du système nerveux, professées par Magendie au Collège de France, et publiées par Constantin James, son élève. 2 volumes.

Observation de guérison d'une Paralysie de la sensibilité d'un côté de la face, avec perte de la vue, du goût, de l'ouïe et de l'odorat, présentée à l'Académie de Médecine.

Mémoire sur les Névralgies et leur traitement par l'électricité galvanique, d'après la méthode de Magendie.

Observation de guérison d'une Paralysie de la totalité du mouvement de la face (en collaboration avec Magendie).

Mémoire sur l'emploi de l'Électricité galvanique dans le traitement de la Paralysie des membres inférieurs (en collaboration avec Magendie).

Guide pratique aux Eaux minérales, aux Bains de mer et aux Stations hivernales, contenant : La description détaillée des Établissements thermaux, des Plages balnéaires et des Stations hivernales, tant de la France que de l'Étranger, — Des Études sur l'Hydrothérapie ancienne et moderne, — Enfin, un Traité thérapeutique complet des diverses Maladies pour lesquelles on se rend aux eaux.
1 vol. cartonné. 12ᵉ édition. BLOUD et BARRAL, éditeurs.

Toilette d'une Romaine au temps d'Auguste et Conseils à une Parisienne sur les cosmétiques. — Ce livre, dont la lecture a l'attrait d'un roman, comprend la description très exacte de tout ce que faisait une élégante de Rome dans un but de coquetterie, et de tout ce que doit faire une Parisienne dans un but d'hygiène. C'est, à vrai dire, le *Guide de la toilette d'une femme.*
1 volume broché. 3ᵉ édition. GARNIER frères, éditeurs.

Médecine pratique des familles, comprenant : Premiers soins à donner avant l'arrivée du Médecin, — Conseils à une jeune Mère, — Un nouveau traitement de l'Acné, de la Couperose et du Pityriasis, — Cure radicale du Cancer de la face, — Guide pharmaceutique et Manuel de la garde-malade.
1 volume broché. 3ᵉ édition. BLOUD et BARRAL, éditeurs.

Moïse et Darwin, ou l'Homme de la Genèse comparé à l'Homme-Singe. — C'est une justification complète des récits de la Genèse. C'est de plus une réfutation scientifique et humoristique des théories de Darwin sur les prétendues TRANSFORMATIONS de l'Homme en Singe. C'est enfin le meilleur Manuel d'enseignement spiritualiste à opposer à l'enseignement athée.
1 volume broché. BLOUD et BARRAL, éditeurs.

La Rage. Avantages de son traitement par la méthode Pasteur. — C'est l'exposé complet, sur documents officiels, de la Méthode antirabique de M. Pasteur, dont le travail actuel est le complément.
1 volume broché. 2ᵉ édition. A. LAHURE, éditeur.

15555. — Imprimerie A. Lahure, 9, rue de Fleurus, Paris.

M. PASTEUR

SA NOUVELLE MÉTHODE

DITE

MÉTHODE INTENSIVE

PEUT-ELLE COMMUNIQUER LA RAGE?

RÉPONSE A CETTE QUESTION

PAR

LE DR CONSTANTIN JAMES

Ancien collaborateur de Magendie

Chevalier de la Légion d'honneur, Commandeur de l'Ordre pontifical de Saint-Sylvestre
Chevalier des Ordres de Léopold de Belgique
de Charles III d'Espagne, du Christ de Portugal, de François-Joseph d'Autriche
de Frédéric du Wurtemberg, d'Adolphe de Nassau, de Saint-Michel de Buvière
d'Ernest de Saxe, de François Ier des Deux-Siciles, des SS. Maurice
et Lazare de Sardaigne
Membre de plusieurs Académies françaises et étrangères, etc.

PARIS

A. LAHURE, ÉDITEUR

9, RUE DE FLEURUS, 9

1887

M. PASTEUR
SA MÉTHODE INTENSIVE

M. PASTEUR ET LE DOCTEUR PETER

Les discussions ardentes, je pourrais dire passionnées, qui se sont récemment produites au sein de l'Académie de Médecine à propos de la nouvelle méthode de M. Pasteur, dite *Méthode intensive*, pour le traitement de la rage, ont eu dans tout le pays le plus pénible retentissement. Eh quoi ! voilà un professeur de la Faculté, le docteur Peter, qui vient déclarer que, non seulement cette méthode ne guérit pas la rage, mais qu'elle est apte à la communiquer de toute pièce ! Et, d'un autre côté, voilà l'Académie des Sciences qui, prenant fait et cause pour celui de ses membres qu'elle regarde comme sa plus grande illustration, proclame cette même méthode excellente et prend l'engagement solennel d'user de toute son influence pour la faire accepter par les masses ! Jamais conflit ne créa position plus embarrassante, car enfin, entre Hippocrate Pasteur qui dit « oui, » et Galien Peter qui dit « non, » où est la vérité ?

2

Puisque, dans l'impossibilité de s'entendre, on fait de part et d'autre appel à l'opinion, c'est à l'opinion également que je viens m'adresser, pour tâcher de l'éclairer. C'est qu'il s'agit ici pour elle d'une question de vie ou de mort !

Mais d'abord commençons par être bien fixés sur le sens à donner au mot *Vaccination Pastorienne*, par lequel on désigne généralement la Méthode antirabique de M. Pasteur.

VACCINATION PASTORIENNE

On s'en ferait une très fausse idée, si on la confondait avec la *Vaccination* dite *Jennérienne*. Celle-ci, en effet, n'a rien de commun avec le virus même de la variole, puisque celui dont se servait Jenner provenait originairement de la mamelle d'une vache atteinte de l'éruption boutonneuse appelée Cowpox. Or le propre de ce virus est de développer des pustules à l'endroit même des piqûres, jamais ailleurs, et surtout il est sans exemple qu'il ait jamais déterminé la variole. Notons ce dernier fait : il est capital dans la question qui nous occupe.

La Vaccination Pastorienne, au contraire, a pour base le virus même de la rage. Ce caractère seul suffit pour indiquer quelle ligne profonde de démarcation sépare ce dernier virus du vaccin proprement dit. C'est donc dans les inoculattons varioliques qui précédèrent la découverte du vaccin par Jenner qu'il nous faut

chercher notre point de comparaison avec les inoculations antirabiques.

INOCULATIONS VARIOLIQUES ET ANTIRABIQUES

Parlons d'abord des *Inoculations Varioliques*. Comment procédait-on autrefois pour les pratiquer?

On faisait choix d'un enfant très sain, atteint d'une
variole de force moyenne et arrivée à son dixième jour.
On perçait un des boutons avec une aiguille triangulaire,
laquelle servait ensuite à piquer la personne que l'on
voulait inoculer, puis on entourait les petites plaies
d'un linge fin et on attendait. Au bout de sept à huit jours,
les piqûres s'enflammaient, et en même temps se ma-
nifestait une fièvre éruptive caractérisée par l'apparition
sur diverses parties du corps de pustules varioliques
qui se comportaient comme dans la variole ordinaire.
Quand l'éruption était bénigne, ce qui était le cas le
plus fréquent, les malades en étaient quittes pour garder le lit ou seulement la chambre quelques jours:
mais, si elle était confluente, on les soumettait à un
régime d'autant plus sévère qu'ils pouvaient courir les
plus grands dangers et même succomber.

Arrivons maintenant aux *Inoculations Antirabiques*.
Voici comment se prépare la Liqueur qui en fait la
base.

On sacrifie chaque jour un nouveau lapin pendant
quatorze jours de suite, en lui communiquant la rage
par voie de trépanation, puis, l'animal mort, on enlève

ses moelles, que l'on suspend dans une pièce spéciale pour les faire sécher. On a de la sorte, au bout de quatorze jours, quatorze moelles différentes, non seulement comme date, mais comme virulence rabique. La moelle la plus ancienne, ou numéro 14, correspond au degré le plus faible; la moelle la plus fraîche, ou noméro 1, correspond au degré le plus fort ; quant aux moelles intermédiaires, elles forment une gamme de virulence qui va ainsi toujours croissant du numéro 14 au numéro 1.

Mais, dans cet état de dessiccation, les 14 moelles seraient bien difficiles à inoculer: aussi les dissout-on chacune séparément dans du bouillon stérilisé que l'on répartit à mesure en autant de fioles soigneusement étiquetées, de manière à avoir 14 liqueurs d'activité différentes. Ce sont ces liqueurs qu'on injecte par seringuées dans le tissu cellulaire, absolument par le même procédé que pour les piqûres de morphine.

Ainsi donc les inoculations varioliques et les inoculations rabiques n'ont, comme manuel opératoire, de commun que le nom.

Même différence, peut-être même plus tranchée encore, au point de vue de leur action respective sur l'économie. L'inoculation rabique ne produit aucun de ces phénomènes locaux ou généraux que nous avons dits caractériser l'inoculation variolique: point de fièvre, point de boutons, pas même de rougeurs autour des piqûres, rien, en un mot, indiquant un travail quelconque au sein de l'organisme. C'est au point que, si les expériences du laboratoire n'avaient point appris que la liqueur injectée est bien réellement un poison terrible, on serait tenté de croire que c'est tout simplement de l'eau claire.

Ces préliminaires posés, arrivons à la description de la méthode Pasteur.

MÉTHODE PASTEUR; DEUX MANIÈRES

La méthode Pasteur repose tout entière sur ce fait qu'en inoculant le virus ainsi préparé à un animal quelconque on crée en lui l'*état réfractaire* à la rage, c'est-à-dire que, s'il a déjà été mordu, il n'a rien à craindre des conséquences de ces morsures, et, s'il ne l'est que plus tard, il ne saurait davantage contracter la rage. M. Pasteur, en instituant sa méthode, n'a donc fait qu'appliquer à l'homme les résultats obtenus précédemment sur l'animal : seulement tout le succès dépend de la manière dont sont pratiquées les inoculations. Or M. Pasteur a tellement modifié cette manière, surtout dans ces derniers temps, qu'on se trouve en face de deux méthodes différentes. Nous allons donc les décrire chacune séparément, sous le titre de *Première Manière* ou *Méthode Progressive*, et de *Seconde manière* ou *Méthode Intensive*.

PREMIÈRE MANIÈRE OU MÉTHODE PROGRESSIVE

Cette première manière consiste à inoculer chaque jour, pendant dix jours de suite, une seringuée de virus d'une activité toujours croissante, en commençant par le numéro 14, que nous avons dit être le degré le plus faible, et en terminant par le numéro 5, que nous savons faire partie des degrés les plus forts, mais s'arrêter là. On eût regardé comme dangereux de recourir aux numéros 4, 3, 2 et 1, à cause de leur trop grande virulence. On eût surtout redouté que, pour un motif quelconque, un malade sautât un numéro, de peur que, son organisme n'étant pas suffisamment préparé par des injections graduées, il reçût, non pas le préservatif de la rage, mais la rage elle-même : aussi l'ordre le plus parfait régnait-il dans les pansements. M. Pasteur, debout devant la porte d'entrée de son cabinet où avaient lieu les inoculations, faisait lui-même l'appel des mordus, s'assurant avec un soin extrême de l'identité de chacun.

C'est ainsi du reste qu'il traita le jeune Meister, son premier guéri. Et encore semblait-il effrayé lui-même de l'excessive énergie du remède, car il faisait suivre sa communication à l'Académie des Sciences de la réflexion que voici :

« Joseph Meister a donc échappé non seulement à la rage que ses morsures auraient pu développer, mais à celle que je lui ai inoculée, RAGE PLUS VIRULENTE QUE CELLE DU CHIEN DES RUES. »

Ce saisissant contraste entre l'immensité du péril affronté et l'immensité du service rendu frappa si vivement les esprits qu'il devint le signal des longs et unanimes applaudissements qui couvrirent la voix de l'orateur. C'est qu'effectivement c'était là un fait inouï dans les annales de la science.

Telle fut la méthode inaugurée par M. Pasteur, le 24 décembre 1885. Cette méthode, il y resta fidèle pour toutes les inoculations qui suivirent celle du jeune Meister, lesquelles ne tardèrent pas à prendre des proportions considérables, tant fut grande l'affluence des « clients » au laboratoire de la rue d'Ulm !

Il paraît, du reste, que le succès couronna de plus en plus ses efforts. Voici en effet comment, deux mois après, il s'exprimait devant l'Académie des Sciences (séance du 1er mars 1886) :

« Ce matin même, nous avons commencé avec le docteur Grancher les inoculations préventives du 350e malade. Or *aucun de mes opérés, sauf un, n'a été pris de la rage.* »

Cette nouvelle communication provoqua le même enthousiasme que la première. L'assemblée tout entière se leva comme un seul homme et vota par acclamation l'Institut pasteur.

La méthode paraissait donc définitivement fixée et acceptée par tous, lorsqu'un grave incident remit tout en question, en ce sens du moins qu'il devint l'occasion de la seconde Manière. Voici les faits :

UN GRAVE INCIDENT

M. Pasteur n'avait autant dire appliqué jusqu'à présent sa méthode qu'aux morsures de chien, lorsque, le 15 mars 1886, par conséquent juste quinze jours après sa dernière communication à l'Académie des Sciences, il vit arriver à sa consultation dix-neuf Russes partis tout exprès de Smolensk pour venir se faire traiter par lui pour morsures de loup.

Leurs blessures remontaient à une quinzaine de jours; toutes avaient été cautérisées. Ils prirent immédiatement rang parmi les autres malades, et vinrent ainsi chaque jour subir la vaccination antirabique.

Ils en étaient à leur dixième pansement et se préparaient à quitter Paris, lorsque l'un d'éux succomba à la rage. M. Pasteur les retint alors et leur fit une seconde série d'inoculations, analogue à la première. Un second Russe étant mort, M. Pasteur soumit les survivants à à une troisième série, ce qui n'empêcha pas un troisième Russe de succomber. Devant ce nouveau décès, M. Pasteur n'insista pas davantage pour les retenir et ils repartirent pour Smolensk.

Ainsi donc sur dix-neuf Russes inoculés trois étaient morts de la rage ! Cet événement impressionna d'autant plus M. Pasteur qu'il déjouait ses statistiques, et que les journaux s'en emparèrent pour contester la valeur de sa méthode. En somme, d'où provenait cette mortalité ?

M. Pasteur n'hésita pas à l'attribuer à la trop faible dose de virus inoculé, les morsures de loup étant plus dangereuses que celles de chien et, par suite, nécessitant un virus plus énergique. Sans doute les Russes de Smolensk avaient subi trois séries d'inoculations au lieu d'une, mais chacune de ces séries n'était que la répétition de la première, puisqu'elles restaient toutes confinées entre le numéro 14 et le numéro 5. Aussi se proposa-t-il d'essayer une méthode beaucoup plus active,

aussitôt que de nouvelles morsures de loup lui en four-
niraient l'occasion.

ESSAI D'UNE MÉTHODE PLUS ACTIVE

L'occasion sur laquelle comptait M. Pasteur pour
essayer une nouvelle méthode ne se fit pas longtemps
attendre. Le 8 avril suivant, neuf paysans de Wladimir, mordus le 25 mars par un loup et cautérisés six
heures après avec l'acide azotique, se présentèrent rue
d'Ulm. Voici comment on procéda sur eux :

Au lieu d'une inoculation par jour, on leur en fit
trois, et chaque fois deux seringuées au lieu d'une, par
conséquent six seringuées en vingt-quatre heures, et
soixante en dix jours, durée de la cure.

Puis, au lieu de n'augmenter chaque jour que d'un
degré la force de la liqueur, on l'augmenta de trois,
chaque nouvelle inoculation allant *crescendo* d'un
degré.

Enfin, au lieu de continuer à s'abstenir des derniers
numéros, comme étant beaucoup trop énergiques, on
en fit la base du nouveau traitement.

Le tableau suivant que j'emprunte au travail que j'ai
publié dans le temps sous le titre : LA RAGE, *Avantages
de son traitement par la méthode Pasteur*[1], indique le

---

1. Ce travail est, en quelque sorte, le *Journal* jour par jour des inoculations faites dans le laboratoire de M. Pasteur et auxquelles j'ai constamment assisté, et des effets survenus chez les inoculés, dont j'ai été
également témoin.

jour de l'inoculation, le numéro de force de la liqueur et le moment où elle a été injectée aux neuf paysans russes :

Jours de l'inoculation.	Numéros de la liqueur injectée.		
	(matin)	(après-midi)	(soir)
8 avril.	14	13	12
9 —	10	9	
10 —	8	7	6
11 —	5	4	3
12 —	4	3	

Il y eut ainsi deux séries de pansements semblables, à quelques jours d'intervalle chaque.

A ce moment M. Pasteur, afin de laisser reposer ses malades, interrompit les inoculations, se proposant de les reprendre plus tard. Mais, un de ces Russes étant mort de la rage le 19 avril, le docteur Viknevsky, qui les accompagnait, préféra repartir et quitta Paris avec les huit survivants. Sur ces huit Russes, l'un mourut également de la rage pendant la route, après trente-six heures de cruelles souffrances. Enfin, quelques jours après leur retour à Wladimir, un troisième Russe succomba de même à la terrible maladie. Par conséquent, trois décès sur neuf mordus !

Il faut avouer que les résultats fournis à M. Pasteur par les premiers essais de sa nouvelle manière n'étaient rien moins qu'encourageants. Et d'un autre côté comment s'en étonner? N'était-ce pas l'empirisme le plus aveugle substitué à la pratique la plus rationnelle?

Aussi, comme je tenais à conserver la pleine liberté de mes appréciations et de mes paroles, je compris que ma place n'était plus dans le cabinet de M. Pasteur, et je cessai de le fréquenter. Je m'en dédommageai en publiant, dans mon *Traité de la Rage*, dont je corrigeais alors les épreuves, et qui parut presque au même moment, la protestation énergique que l'on va lire [1] :

« Que dirai-je de ces nouveaux essais? Je les qualifierai d'un mot : Ils me stupéfient !

« Oui, ils me stupéfient, surtout quand je vois le chemin que M. Pasteur a fait depuis la première application de sa méthode à l'homme. Eh quoi! serais-je tenté de m'écrier, voilà un virus dont une seule goutte suffit pour tuer le chien le plus robuste, et c'est par seringuées pleines que vous l'injecterez dans les veines d'un homme! Mais il n'y a pas d'animal antédiluvien, fût-ce le mastodonte, qui ne fût foudroyé par un pareil poison à pareille dose! Décidément M. Pasteur joue ici avec son virus comme un dompteur joue avec ses fauves.

« Jamais un médecin n'aurait osé faire parcille tentative, car, je ne saurais trop le répéter, ce que vous inoculez, c'est le poison lui-même. *Or qui vous garantit que, si vous en centuplez la dose, dans l'espoir d'en centupler les effets, vous ne travaillerez pas au contraire dans le sens du mal, en ajoutant une trop forte portion de virus à celui de la dent de l'animal qui a déjà vicié l'organisme?* »

Tel est le cri d'alarme que je fis entendre tout au début de la nouvelle méthode, et je ne fus pas le seul à m'en effrayer. M. Pasteur, il est vrai, n'en était encore qu'à la période d'essais. Laissons-le donc nous exposer lui-même à quelles formules il s'est arrêté et

---

1. Voir page 51 et suivantes.

voyons quels résultats elles ont produits : alors seulement nous serons en droit de juger la méthode.

DEUXIÈME MANIÈRE OU MÉTHODE INTENSIVE

Voici dans quels termes M. Pasteur communiqua sa seconde méthode à l'Académie des Sciences, dans sa séance du 2 novembre 1886 :

« Encouragé par ces résultats et par de nouvelles expérieuces que j'exposerai tout à l'heure, j'ai modifié le traitement en le faisant à la fois plus rapide et plus actif pour tous les cas, et plus rapide encore, plus énergique pour les morsures de la face ou pour les morsures profondes et multiples des parties nues.

« Aujourd'hui, dans le cas de blessures au visage ou à la tête et pour les blessures profondes aux membres, nous précipitons les inoculations, afin d'arriver promptement aux moelles les plus fraîches.

« Le premier jour on inoculera, par exemple, les moelles de *douze*, de *dix*, de *huit* jours, à onze heures, à quatre heures et à neuf heures ; le deuxième jour, les moelles de *six*, de *quatre*, de *deux* jours, aux mêmes heures ; le troisième jour, les moelles de un jour. Puis le traitement est repris : le quatrième jour par moelles de *huit*, de *six*, de *quatre* jours ; le cinquième jour par moelles de *trois* et de *deux* jours ; le sixième jour par moelle d'un jour ; le septième jour par moelle de quatre jours ; le huitième jour par moelle de *trois* jours ; le neuvième jour par moelle de *trois* jours ; le dixième jour par moelle d'ᴜɴ jour. On fait ainsi trois traitements en dix jours et en conduisant chacun aux moelles les plus fraîches.

« Si les blessures ne sont pas cicatrisées, si les personnes mordues ont tardé de venir au traitement, il nous arrive, après des intervalles de repos de deux à quelques jours, de reprendre de nouveau ces mêmes traitements et d'atteindre les périodes dangereuses pour les enfants mordus à la face.

« Depuis deux mois, ce mode de vaccination fonctionne pour les grièvement mordus, et les résultats sont jusqu'ici très favorables. »

Tel est l'exposé de la nouvelle méthode, fait par M. Pasteur lui-même. On voit que les formules diffèrent peu de celles qui caractérisaient ses premiers essais.

Ce qui frappe tout d'abord dans cette nouvelle méthode, c'est l'espèce de désinvolture avec laquelle son auteur manie les moelles les plus virulentes, sautant de l'une à l'autre, sans se préoccuper autrement des gradations qu'il déclarait naguère indispensables pour créer l'état réfractaire, seule garantie de l'immunité. C'est que tandis que, pour la première méthode, il avait pris l'expérimentation pour guide, il avait négligé pour la seconde ce précieux contrôle, débutant d'emblée par en faire l'application à l'homme.

Puis comment voudriez-vous qu'avec des données aussi vagues un médecin pût appliquer les inoculations à un mordu? Au moins la première méthode indiquait la marche à suivre jour par jour, degré par degré, commençant à tel numéro, s'arrêtant à tel autre, n'abandonnant rien au hasard. Avec celle-ci, au contraire, on se trouve en face d'une fantasmagorie de chiffres dont il est impossible de saisir la clef, et qui rappelle tout à la fois les combinaisons de la Martingale et les calculs à la « Recherche du plus grand commun diviseur ».

Et cependant l'Académie des Sciences accueillit par l'*unanimité* de ses suffrages cette nouvelle communication de M. Pasteur. C'est qu'accoutumée à le voir marcher d'un pas sûr de succès en succès elle vota un peu de confiance, croyant avoir simplement affaire à un nouveau perfectionnement de la méthode.

Mais les choses se passèrent tout autrement à l'Académie de Médecine. Le professeur Peter, cédant à une sorte d'élan d'indignation, vint carrément dénoncer la méthode intensive comme étant à la fois inefficace et meurtrière. Non, je ne crois pas que jamais question plus délicate ait provoqué débats plus orageux. La discussion porta plus spécialement sur la *Statistique*, d'où résulta une véritable bataille de chiffres.

Fidèle à notre rôle d'historien et au besoin de temporisateur, nous allons reproduire avec une égale impartialité les raisons pour et les raisons contre, laissant au lecteur la pleine liberté de ses appréciations.

DE LA STATISTIQUE A PROPOS DE LA RAGE

Voici comment M. Vulpian, au nom de M. Pasteur, absent pour raison de santé, posa et résolut le problème :

« Le nombre des personnes françaises et algériennes traitées à l'Institut Pasteur, depuis le mois d'octobre 1885 jusqu'au 31 décembre 1886, a été de 1538. Sur ce nombre, 16 ont succombé : par conséquent la mortalité a été réduite à 1 et 34 centièmes pour 100.

« Or la statistique la plus faible de la mortalité de la rage (statistique de M. Leblanc) établit qu'il y a 16 cas de mort sur 100 cas de morsure par des chiens enragés. Si l'on prend cette statistique pour point de départ, un calcul bien simple démontre que, sur les 1538 personnes mordues par des animaux atteints de la rage, il y aurait eu, si la méthode Pasteur n'était pas intervenue, 246 morts au lieu de 16.

« Ainsi, en défalquant du nombre 246 les 16 cas terminés par la mort, on arrive à cette conséquence indiscutable : 230 personnes ont été préservées de la mort par la méthode Pasteur, pendant la période d'une année; en d'autres termes, 230 personnes doivent la vie à M. Pasteur. N'est-ce pas un succès inespéré? »

Telle est l'argumentation de M. Vulpian. Voyons maintenaut ce que lui répond M. Peter :

« Oui, sans doute, le succès dont vous parlez est un succès inespéié comme déduction arithmétique, mais il cesse de l'être comme raisonnement médical en ce qu'il reçoit des faits le démenti le plus formel.

« Ainsi vous auriez sauvé, en une seule année, 230 personnes qui, sans vous, étaient vouées à une mort certaine ! Combien donc la rage fait-elle en France de victimes par an? C'est l'ancien professeur de médecine légale à la Faculté de Paris, Tardieu, qui va nous le dire, et cela dans un Rapport officiel. Voici ce qu'on y lit :

« Dans une période de treize années qui s'arrête à
« 1863, j'ai trouvé, comme chiffre de la mortalité an-
« nuelle de la rage, vingt-cinq cas. »

« Vingt-cinq cas en un an! Et la méthode Pasteur en
aurait sauvé deux cent trente dans le même temps!

« Ce n'est pas tout. Tardieu, comme s'il eût eu le don
de seconde vue, termine son rapport par cette réflexion
tout à fait de circonstance :

« Le chiffre de vingt-cinq cas doit donc être opposé aux
« chiffres six ou huit fois plus élevés dont il ne doit plus
« être permis d'effrayer les esprits.

« Ainsi s'exprime Tardieu. Or ce qui était vrai de
son temps a-t-il cessé de l'être aujourd'hui? Il faudrait
admettre alors que, pendant l'année où M. Pasteur a
inauguré ses inoculations, il y a eu en France — car
l'Algérie forme un appoint insignifiant — *cinq fois plus
de cas de rage* que dans les années antérieures. Pareille
supposition se réfute d'elle-même par son invraisem-
blance. L'erreur de M. Pasteur provient de ce qu'en
l'absence de signes certains pour distinguer la vraie
rage de la fausse il a porté comme préservés par sa méthode des mordus qui, abandonnés à eux-mêmes, ne
seraient jamais devenus hydrophobes. »

Tel a été le débat. Bien entendu chacun a gardé ses
positions, si même il ne s'y est retranché plus fortement ;
c'est l'histoire de toutes les discussions de ce genre. Mais
aussi pourquoi s'être placé sur le terrain de la Statistique?
Sans doute rien n'est brutal comme un fait ; par contre
rien n'est moins intelligent : d'où la nécessité de com-
mentaires. C'est ce qu'indique parfaitement cet axiome
d'un sens si profond, qui devrait servir de règle à toute

personne qui s'occupe des choses de médecine : « On ne doit pas seulement compter les observations, on doit les peser. *Non solum numerandæ sunt observationes, sed perpendendæ.* »

Aussi va-t-il nous servir de guide.

RAGE FURIEUSE ET RAGE PARALYTIQUE
DOULEUR PRÉMONITOIRE

Ne perdons pas de vue que le point en litige est de savoir si, parmi les inoculés qui succombent, il en est dont la mort doive être attribuée au fait même des inoculations. Commençons donc, pour l'exactitude de notre diagnostic, par être bien fixés sur les différences d'aspect que présente la rage suivant sa provenance :

La rage que détermine la morsure de l'animal en liberté, ou rage naturelle, se reconnaît à l'excitation extraordinaire qu'elle développe dans tout l'organisme : aussi l'appelle-t-on *Rage Furieuse.*

Celle que déterminent chez le lapin les inoculations du laboratoire, ou rage artificielle, se reconnaît à l'état de prostration dans lequel elle jette tout le système nerveux : aussi l'appelle-t-on *Rage Paralytique.*

Lors donc qu'un inoculé succombe à la rage, la « physionomie » des accidents sera la pierre de touche du point de départ du mal. S'il meurt furieux, c'est le virus naturel qui est le coupable ; s'il meurt paralytique, c'est le virus artificiel.

Voilà donc deux caractères qui, à eux seuls, suffiraient pour trancher le débat.

Mais il en est un troisième, d'une valeur non moindre, sur lequel M. Peter a tout particulièrement insisté, et qui, chose étrange! avait déjà été signalé dans le troisième siècle par *Cælius Aurelianus*[1] : c'est celui qui a trait à la *Douleur* dite « *Prémonitoire.* »

Il est de remarque, en effet, que presque toujours le premier accès de rage est précédé d'une sorte d'avertissement sous forme d'élancements partis du point par où le virus a pénétré. Dans la rage naturelle, ce sera la morsure de l'animal; dans la rage artificielle, ce sera la piqûre de l'inoculation. La douleur prémonitoire apportera donc un précieux élément de plus à votre diagnostic, en ce qu'elle vous indique la cause initiale du mal et jusqu'à son itinéraire.

Eh bien, il me paraît INCONTESTABLE que, parmi les nouveaux inoculés, plusieurs sont morts avec tous les signes de la rage paralytique, et, de plus, avec la douleur prémonitoire s'irradiant des points piqués. Comment, dès lors, ne pas s'en prendre à la méthode elle-même, en la rendant responsable de ces décès?

Oui : mais cette responsabilité doit-elle retomber tout entière sur la méthode intensive, et par suite l'autre méthode, la méthode progressive, doit-elle être regardée comme complètement indemne ?

Les détails dans lesquels nous venons d'entrer font déjà pressentir quelle est à cet égard notre opinion ; tou-

---

1. *Præpatitur ca pars quæ morsu vexata fuerit.*

toutefois, pour être mieux fixés, comparons ensemble le *modus agendi* de chacune de ces méthodes.

INNOCUITÉ DE LA MÉTHODE PROGRESSIVE

La méthode progressive ne constitue ni un essai ni une innovation; elle est simplement l'application à l'homme d'expériences de laboratoire dont la première idée appartient à Magendie, mais que M. Pasteur a fécondées avec une merveilleuse sagacité. Ainsi il a démontré qu'à l'aide d'inoculations graduelles on peut, d'une part, rendre un animal réfractaire à la rage, c'est-à-dire l'empêcher de contracter cette maladie par la morsure d'un animal enragé; d'autre part, s'il a déjà été mordu, en prévenir chez lui le développement. Telles sont les données expérimentales que M. Pasteur a appliquées à l'homme. Voyons maintenant quel en a été le résultat pratique :

Les « clients » de M. Pasteur peuvent être divisés en deux catégories parfaitement distinctes.

Dans l'une nous rangerons ceux qui ont été mordus par un animal qu'à tort on croyait enragé ou qui, s'il l'était, n'avait pas communiqué la rage, sa dent s'étant trouvée essuyée par les vêtements avant de pénétrer dans les chairs. Il n'y avait donc de crainte à avoir pour ceux-là que du côté des inoculations. S'ils n'en éprouvent rien de fâcheux, comment ne pas conclure que la méthode qui en a formulé les règles est complètement inoffensive?

A l'autre catégorie appartiennent ceux qui ont été mordus par un animal réellement enragé et dont la dent n'ayant pas été préalablement essuyée avait « infusé » en eux le principe rabique. Si, malgré cela, ils échappent à la rage, n'est-ce pas aux inoculations qu'ils en sont redevables, et par suite comment ne pas reconnaître non plus seulement l'innocuité, mais l'efficacité de la méthode ?

Sans doute il en meurt dans le nombre, mais c'est l'histoire de tous les spécifiques. Le sulfate de quinine lui-même n'échoue-t-il pas quelquefois ? D'ailleurs le chiffre des victimes est relativement très restreint. Enfin ceux qui succombent offrent tous les symptômes de la rage *naturelle*, ce qui exclut toute participation de la méthode progressive aux catastrophes.

DANGERS DE LA MÉTHODE INTENSIVE

La méthode intensive, ainsi que nous l'avons surabondamment démontré, est l'inverse de la méthode progressive : d'où il résulte que les preuves que nous venons de donner de l'innocuité de celle-ci deviennent autant de charges à l'appui des dangers de celle-là, les deux extrèmes ne pouvant créer les mêmes immunités. Rappelons à ce propos ce que nous avons dit de l'inoculation rabique et de l'inoculation variolique :

Toutes les deux introduisent dans le sang un virus analogue à celui de la maladie qu'elles veulent prévenir.

Or, si quelques PARCELLES de virus variolique que

vous glissez discrètement, une seule fois, sous l'épiderme, pourront suffire pour occasionner une variole mortelle, par quel privilège, j'ai presque dit par quel miracle, voulez-vous que les TORRENTS de virus rabique que vous injecterez, à plusieurs reprises, dans le tissu cellulaire, ne puissent de même déterminer la rage? Je n'ai malheureusement pas besoin d'ajouter « mortelle », car, tandis qu'on peut guérir d'une variole même confluente, tout individu, inoculé ou non inoculé, qui éprouve un premier symptôme de rage, est fatalement voué à la mort.

D'ailleurs les faits ont parlé, et parlé de telle sorte qu'il est hors de doute aujourd'hui que, parmi les inoculés d'après la nouvelle méthode, plusieurs sont morts de la rage paralytique.

Cette forme de rage, d'après le docteur Peter, est si bien l'œuvre de la méthode intensive, qu'avant elle c'est à peine si elle apparaissait de loin en loin dans la science. Savez-vous combien, suivant lui, on en a compté de cas dans deux siècles? Neuf ou dix tout au plus. Or, en deux mois d'application de la méthode, le nombre des victimes s'est élevé à sept.

En voici les noms, tels qu'ils ont été communiqués à l'Académie de Médecine :

Sodini, morsure à la jambe.	46 ans.
Letang, morsure au pied.	23 —
Née, morsure à la jambe	42 —
Gérard, morsure à la main.	28 —
Reveillac, morsure à l'index.	20 —
Rouyer, morsure à la main.	12 —
Goriot, morsure à l'index.	14 —

D'autres faits non moins concluants se sont produits

tant en France qu'à l'étranger. Si je me borne à en mentionner sept, c'est qu'ils appartiennent à la discussion, ayant subi l'épreuve des débats académiques.

Pour rendre ma démonstration plus complète, je vais citer, à titre de spécimen, celui de ces faits qui me paraît avoir été le mieux observé.

UNE VICTIME DE LA MÉTHODE INTENSIVE

La relation que l'on va lire est due au professeur Germe, d'Arras, qui déclare en avoir recueilli tous les détails de la bouche de la femme, de la sœur et des frères du décédé.

« Le nommé Léopold Née, âgé de quarante-deux ans, habitant Arras, colportait des objets de vannerie dans la campagne, avec une voiture sous laquelle un chien était attaché. Le 12 novembre 1886, il détacha son chien dans le but de calmer ses aboiements. Mis en liberté, le chien mordit son maître à la jambe droite. Comme il menaçait de le mordre de nouveau, Née le saisit par le collier, l'attacha et le tua. Jusqu'alors le chien *avait continué à manger*.

« Rentré à Arras, il fit faire l'autopsie de son chien par un vétérinaire, qui déclara à la famille qu'il n'avait constaté AUCUN FAIT *l'autorisant à penser que ce chien était* ENRAGÉ. Le cadavre de l'animal fut envoyé immédiatement à l'institut de M. Pasteur, et jusqu'à présent les parents de Léopold Née *attendent toujours un avis* leur apprenant si le chien ÉTAIT *ou* NON *enragé*.

« M. Neé entra à l'institut de M. Pasteur le mercredi 17 novembre; il y resta onze jours, pendant lesquels il subit vingt-deux inoculations, et jusqu'à trois en un seul jour. A la suite de ces inoculations, il se plaignait d'éprouver des douleurs cuisantes à leur niveau, et en sortant de l'établissement il éprouvait chaque fois des éblouissements, se sentant sur le point de tomber faible, et avait souvent des vomissements.

« Revenu à Arras le 29 novembre, il ne presenta rien de particulier jusqu'au 10 décembre, excepté un appétit exagéré qui s'était déjà manifesté pendant son séjour à Paris.

« Dans la nuit du 10 au 11 décembre il eut des vomissements abondants de matières glaireuses, qui continuèrent un peu les jours suivants; il éprouva ensuite de *vives douleurs au niveau des* PIQURES *d'inoculation*, douleurs qui s'étendaient dans la *région lombaire* pour remonter *le long du rachis*, et qui *persistèrent* jusque vers les derniers jours. Le malade se plaignait aussi d'une grande fatigue; il était triste et se trouvait dans un état nerveux qui lui fit dire qu'il ressentait la *même chose qu'après les inoculations*, et qu'il ne résisterait pas à ce mal.

« Je ferai remarquer que, dans le cours de sa maladie, M. Née n'a jamais accusé AUCUNE *douleur* AU NIVEAU *de la morsure du chien*, ni *dans le membre correspondant.*

« Un médecin, appelé le 15, crut d'abord avoir affaire à un *lumbago*, et quelques jours après à une MYÉLITE, tous signes avant-coureurs de la paralysie....

Cependant les *symptômes ne tardèrent pas à s'accen-*

tuer davantage. La vue se troubla, pour s'abolir complètement ; la respiration devint de plus en plus embarrassée, accompagnée d'un *écoulement abondant de salive* au niveau des commissures, et le malade mourut le 17 décembre, vers onze heures du soir.

« En présence de ces phénomènes, je pense qu'il est permis de conclure, sans s'écarter de la réserve qu'impose une question aussi délicate et aussi grave, qu'il est extrêmement probable que cet infortuné — *peut-être destiné à succomber à la rage canine* — *a commencé par mourir de la rage du lapin*. »

Telles sont les conclusions du docteur Germe ; telles sont également les miennes : car enfin nous trouvons réunis ici les deux grands signes que nous avons dit caractériser la rage artificielle, savoir : douleurs prémonitoires dans les points correspondants aux inoculations ; faiblesse toujours croissante dans la région lombaire, aboutissant à la paralysie.

Il est une phrase et surtout un mot que je dois relever dans l'intéressant rérit du docteur Germe :

« Cet infortuné — peut-être destiné à succomber à la rage canine, — a *commencé* par mourir de la rage du lapin. »

A commencé ! C'est qu'en effet, « grâce ». à la méthode intensive, les deux rages peuvent se développer simultanément chez le même individu. Ainsi il aura des alternatives de fureur et d'accablement, et des douleurs s'irradiant tout à la fois de la piqûre des inoculations et de la cicatrice des morsures. C'est que, quand l'organisme arrive à un pareil degré de saturation rabique, le virus du lapin, loin de neutraliser le virus naturel, lui servira au contraire de collaborateur pour précipiter la catastrophe. L'individu meurt alors doublement hydrophobe.

INTERVENTION DE L'ACADÉMIE DES SCIENCES

Les choses en étaient là, et la discussion devant l'Académie de Médecine semblait devoir s'éterniser en s'envenimant, lorsque le Président prit le sage parti de clore les débats, laissant au temps la solution définitive du problème.

L'Académie des Sciences, devant qui, peu de jours après, la « cause » fut portée, n'imita pas cette réserve. Vivement impressionnée par le saisissant tableau que lui fit son secrétaire perpétuel, M. Vulpian, de la nouvelle méthode que déjà, nous le savons, M. Pasteur lui avait dépeinte sous les couleurs les plus favorables, elle vota par acclamation son affichage dans les 30 000 Communes de France et son envoi gratuit à tous les médecins[1] !

Certes, jamais vote ne répondit mieux au sentiment de la foule, en ce qu'elle y vit la sanction donnée par le plus illustre des corps savants à ce qu'on lui répétait chaque jour être la plus admirable des découvertes modernes, obtenue par un travail d'Hercule. Malheureureusement, il en est des voix académiques comme des

---

1. Au lieu de cet élan d'enthousiasme, n'eût-il pas mieux valu que l'Académie s'inspirât de cette maxime si profonde de l'illustre chancelier Bacon : « En médecine, c'est sur des ailes de plomb que l'imagination doit s'élever » ?

faits médicaux : elles doivent être non seulement comptées, mais pesées. Faisons donc ce calcul :

L'Académie des Sciences se compose de 63 membres, savoir : 5 géomètres, 6 mécaniciens, 6 astronomes, 5 navigateurs, 5 physiciens, 6 chimistes, 6 minéralogistes, — dont M. Pasteur, — 6 botanistes, 6 agronomes, 6 anatomistes et 6 médecins ou chirurgiens : par conséquent, sur ces 63 membres, les six derniers d'une compétence parfaite, et les cinquante-sept autres d'uue non moins parfaite incompétence. Que devient, après ce triage, la valeur du vote ?

La question de la curabilité de la rage par la méthode intensive n'a donc pas fait un pas. D'ailleurs, ce n'est pas à coup de bulletins qu'elle peut être résolue, car, enfin, que vous vous appeliez Parlement ou Académie, qu'il s'agisse de l'antimoine ou de virus rabique, vous n'avez pas plus droit de proscrire le premier que de prescrire le second. C'est toujours à l'expérience qu'il faut en revenir, à elle seule appartenant le dernier mot.

Aussi j'aime à croire que, mieux informée, l'Académie des Sciences ne donnera pas suite à son vote[1]. Si, contre toute attente, elle persistait à vouloir peser sur l'opinion par voie d'affiches, au moins devrait-elle les faire suivre de cette remarque empruntée à M. Pasteur lui-même, à propos du jeune Meister :

« Par ce procédé, on échappe non seulement à la rage que la morsure de l'animal aurait pu développer,

---

1. D'après un vieux proverbe normand : « Mieux vaut se dédire que se détruire ». J'ajouterai : « Et surtout que s'exposer à détruire les autres, *sua sine parte pericli.* »

mais à celle qu'on vous aura inoculée, RAGE PLUS VIRULENTE QUE CELLE DU CHIEN DES RUES. »

COUP D'ŒIL RÉTROSPECTIF

Il résulte de ce qui précède que la méthode Pasteur traverse en ce moment une crise assez aiguë. Cette crise, faut-il simplement l'attribuer, ainsi qu'on le donne à entendre, à un redoublement d'attaques de la part des passions déchaînées contre elle? Je ne le pense pas. Il me semble que l'auteur vrai est bien plutôt M. Pasteur lui-même. C'est ce que prouve un simple coup d'œil jeté sur le passé de sa méthode.

M. Pasteur venait d'obtenir sur des inoculés pour morsures de chien des succès tels que, sur 350, il n'en avait perdu qu'un, lorsque, sur 19 inoculés pour morsures de loup, il en perdit trois. Que devait-il faire? Évidemment étudier la question à nouveau, et tâcher de trouver une formule pour morsures de loup, mais bien se garder de toucher à la formule pour morsures de chien, puisqu'il avait eu la main assez heureuse pour rencontrer juste celle qui convenait.

Au lieu de cela, qu'a fait M. Pasteur? Il s'est lancé dans les extrêmes et a imaginé une nouvelle méthode qu'il a appelée *intensive,* pour bien la distinguer de la première, relativement anodine, dite *progressive,* et il l'a appliquée indistinctement à tous les mordus.

En voulant ainsi unifier son traitement, il a commis une double imprudence. D'une part, il a sacrifié une méthode qui avait fait admirablement ses preuves; d'autre part, il l'a remplacée par une nouvelle qui repose sur des principes tellement étranges qu'elle n'a son analogue dans aucune médecine connue.

Prenons comme exemple l'homœopathie, avec qui elle paraît offrir quelque ressemblance, celle-ci traitant également par les semblables : *Similia similibus.*

Sans doute elle traite par les semblables. Seulement elle débute par des doses presque imperceptibles, puis elle les réduit graduellement de telle manière que, pour indiquer les dernières « dilutions », il lui a fallu créer un mot nouveau : doses *infinitésimales.*

La méthode Pasteur, elle aussi, oppose virus à virus. Seulement celui par lequel elle débute possède déjà une énergie énorme, laquelle va toujours en augmentant, de telle sorte qu'il lui a fallu créer également un nouveau mot pour la désigner : méthode *intensive.* Et elle l'est en effet, car avec le virus qu'elle fabrique elle tue un lapin en sept jonrs, tandis qu'avec le virus naturel l'animal eût vécu des semaines et même des mois. Magnifique résultat comme expédition de décès, mais grave sujet de méditation pour les inoculés.

L'homœopathie n'a donc rien à voir avec la méthode Pasteur. Je dirai plus, elle en est l'antipode, car elle descend la gamme de virulence, tandis que celle-ci la monte.

La même remarque s'applique à l'Allopathie ou médecine ordinaire, en ce qu'elle oppose à un poison, non pas le poison lui-même, mais son antidote : *Contraria contrariis.* Dans certains cas, il est vrai, elle a recours, elle aussi, aux poisons, c'est-à-dire à des médicaments tellement actifs que, maniés imprudemment, ils le deviendraient. Mais là s'arrête la ressemblance. Citons comme preuve les piqures de morphine.

Ces piqures, comme procédé opératoire, rappellent les inoculations rabiques, en ce qu'on se sert également de la seringue Pravaz pour injecter le remède. Seulement avec quelle mesure on manœuvre! On commence à peine par un centigramme de morphine, puis on arrive à deux, puis à trois, et ainsi de suite, de manière à atteindre progressivement des quantités parfois énormes[1]. Mais personne ne s'avisera de sauter, comme dans la méthode intensive, d'un numéro à un autre numéro, jonglant avec le poison comme on jongle avec des billes.

Ainsi donc l'innovation tentée par M. Pasteur est en complet désaccord avec tout ce qui porte le nom de science. J'ajouterai que ce désaccord n'est pas moins complet avec sa propre méthode, puisqu'elle repose sur des bases tout autres que celles qui lui avaient servi à la fonder. Il est vrai que tout serait légitimé, si la nouvelle méhode avait pour elle le succès.

Le succès! Mais il est plus que douteux que, depuis son introduction, la mortalité soit devenue moindre. C'est là, du reste, un point de vérification très difficile, chacun, sa cure terminée, s'empressant de regagner son chez soi, d'où il néglige généralement de donner de ses nouvelles. Et, si c'est un étranger, comment retrouver sa trace pour en avoir?

---

1. Je donne actuellement des soins à une dame atteinte d'un cancer au sein, qui est arrivée à prendre jusqu'à *deux grammes de morphine par jour*, sans en éprouver le moindre narcotisme.

Le seul fait indéniable, c'est que, depuis l'introduction de la nouvelle méthode, les inoculés qui succombent offrent plutôt les symptômes de la rage paralytique que ceux de la rage furieuse, par conséquent ils meurent de la rage du lapin qu'on leur a communiquée en leur injectant les moelles de cet animal.

Et c'est là la méthode que vous prétendez nous imposer comme le triomphe du système! Et, pour peu que nous hésitions à nous y rallier, vous criez au parti-pris d'opposition et même au manque de patriotisme! Mais, songez-y donc, ce que vous exigez de nous, ce n'est pas seulement de brûler ce que nous avons adoré, c'est d'adorer ce que nous avons brûlé : or, avant de courber ainsi le front, ce n'est pas se montrer trop fier Sicambre que de vous demander vos preuves et de prendre le temps d'y réfléchir.

Quant à moi, mes réflexions sont toutes faites. Elles découlent tout naturellement de ce que nous venons de dire des dangers de la Méthode intensive et me dispensent ainsi de toute autre conclusion.

CE QUE JE FERAIS, SI J'ÉTAIS MORDU

Maintenant que chacun a sous les yeux « les pièces du procès » et possède les éléments bien spécifiés d'une conviction, je pourrais en rester là. Mais je préfère dire comment j'agirais en cas de morsure, ne fût-ce que pour donner à mon travail un cachet encore plus pratique.

Je commencerais par bien laver la plaie, de manière à entraîner le plus possible de virus. Cela fait, je la cautériserais, *sans perdre une seconde*, avec le premier caustique qui me tomberait sous la main : teinture d'iode, vinaigre, alcali, beurre d'antimoine, fer rouge, peu importe, l'essentiel étant de gagner le virus de vitesse pour l'empêcher de se répandre dans l'organisme.

J'ai cité la teinture d'iode en premier comme étant le caustique le plus anodin et aussi l'un des meilleurs[1]. C'est qu'en même temps qu'elle neutralise le virus déposé dans la plaie elle en prévient le passage dans les vaisseaux en coagulant l'albumine du sang.

Par contre, j'ai cité le fer rouge en dernier, bien qu'il soit incontestablement le remède le plus héroïque. C'est qu'on n'a pas toujours du feu à sa disposition, et que le temps de l'allumer et de faire chauffer l'instrument entraîne certains délais, pendant lesquels s'opère l'absorption du virus. Vous le réserverez comme complément du traitement, je veux dire comme devant anéantir tout ce que le virus a touché.

Voilà donc ce que je ferais en cas de morsure. Mais l'inoculation ?

L'inoculation est un peu ici une question de tempérament. On n'aura pas de peine à me croire quand je

---

1. C'est M. Bourrel, le vétérinaire précisément qui a assisté M. Pasteur dans toutes ses expériences, qui m'a indiqué ce moyen comme une sorte de spécifique. Ainsi, sur un mouvement de plus de trois mille chiens enragés qui, dans une période de vingt-cinq ans, s'est opéré dans son hôpital, et où ces animaux n'ont pas plus ménagé à ses infirmiers qu'à lui-même leurs morsures, PERSONNE N'A ÉTÉ ATTEINT DE LA RAGE. Or le seul caustique auquel on ait eu recours est la teinture d'iode.

dirai que la méthode intensive m'inspirerait une répugnance voisine de la terreur. Quant à la méthode progressive, dont je me suis fait le défenseur, et un peu l'avocat, me compterait-elle au nombre de ses clients? Cela devrait être. J'avoue cependant que, ne fût-ce que pour être conséquent avec moi-même, il me répugnerait singulièrement de me faire injecter dans les veines des « torrents » de ce même virus dont, précisément, je me serais attaché par la cautérisation à anéantir jusqu'aux dernières parcelles. D'ailleurs, il me semble que mon imagination resterait constamment hantée par le spectre de la rage, lequel me rappellerait sans cesse qu'il n'existe pas de prescription contre cette épouvantable maladie tant qu'on en porte le germe.

UN POST-SCRIPTUM

Au moment où l'on termine l'impression de ce travail, j'apprends de source certaine, je pourrais dire officielle, un fait qui m'avait déjà été affirmé, c'est que, depuis quelque temps déjà, M. Pasteur a tellement modifié sa *Méthode intensive*, qu'elle n'est plus celle que nous avons décrite plus haut. Ainsi, pour les morsures simples, il se contente aujourd'hui des inoculations de sa première manière, c'est-à-dire qu'il commence par les moelles n° 14 et s'arrête aux moelles n° 5. Quant aux morsures compliquées, il agit sans doute avec des moelles plus énergiques, mais elles sont loin d'atteindre le degré de virulence qui nous avait tant suffoqué.

C'est là ce que je n'hésite pas à appeler une excellente réforme. Je mets d'autant plus d'empressement à la faire connaître qu'elle devra réjouir les amis et admirateurs de M. Pasteur, en même temps qu'elle préviendra, je l'espère, la reprise des débats que le retour à Paris de l'illustre savant est peut-être à la veille de raviver.

TABLE DES MATIÈRES

15555. — Imprimerie A. Lahure, rue de Fleurus, 9, à Paris.

OUVRAGES DU MÊME AUTEUR

Leçons sur les Phénomènes physiques de la vie, professées par Magendie au Collège de France, et publiées par Constantin James, son élève. 3 volumes.

Leçons sur les Fonctions et les Maladies du système nerveux, professées par Magendie au Collège de France, et publiées par Constantin James, son élève. 2 volumes.

Observation de guérison d'une Paralysie de la sensibilité d'un côté de la face, avec perte de la vue, du goût, de l'ouïe et de l'odorat, présentée à l'Académie de Médecine.

Mémoire sur les Névralgies et leur traitement par l'électricité galvanique, d'après la méthode de Magendie.

Observation de guérison d'une Paralysie de la totalité du mouvement de la face (En collaboration avec Magendie).

Mémoire sur l'emploi de l'Électricité galvanique dans le traitement de la Paralysie des membres inférieurs (En collaboration avec Magendie).

Guide pratique aux Eaux minérales, aux Bains de mer et aux Stations hivernales contenant : La description détaillée des Établissements thermaux, des Plages balnéaires et des Stations hivernales, tant de la France que de l'Étranger, — Des Études sur l'Hydrothérapie ancienne et moderne, — Enfin, un Traité thérapeutique complet des diverses Maladies pour lesquelles on se rend aux eaux.
1 vol. cartonné. 12ᵉ édition. BLOUD et BARRAL, éditeurs.

Toilette d'une Romaine au temps d'Auguste et Conseils à une Parisienne sur les cosmétiques. — Ce livre, dont la lecture a l'attrait d'un roman, comprend la description très exacte de tout ce que faisait une élégante de Rome dans un but de coquetterie, et de tout ce que doit faire une Parisienne dans un but d'hygiène. C'est, à vrai dire, le *Guide de la toilette d'une femme*.
1 volume broché. 3ᵉ édition. GARNIER frères, éditeurs.

Médecine pratique des familles, comprenant : Premiers soins à donner avant l'arrivée du Médecin, — Conseils à une jeune Mère, — Un nouveau traitement de l'Acné, de la Couperose et du Pityriasis, — Cure radicale du Cancer de la face, — Guide pharmaceutique et Manuel de la garde-malade.
1 volume broché. 3ᵉ édition. BLOUD et BARRAL, éditeurs.

Moïse et Darwin, ou l'Homme de la Genèse comparé à l'Homme-Singe. — C'est une justification complète des récits de la Genèse. C'est de plus une réfutation scientifique et humoristique des théories de Darwin sur les prétendues TRANSFORMATIONS de l'Homme en Singe. C'est enfin le meilleur Manuel d'enseignement spiritualiste à opposer à l'enseignement athée.
1 volume broché. BLOUD et BARRAL, éditeurs.

La Rage. Avantages de son traitement par la méthode Pasteur. — C'est l'exposé complet, sur documents officiels, de la Méthode antirabique de M. Pasteur, dont le travail actuel est le complément.
1 volume broché. 2ᵉ édition. A. LAHURE, éditeur.

13555. — Imprimerie A. Lahure, 9, rue de Fleurus, Paris.

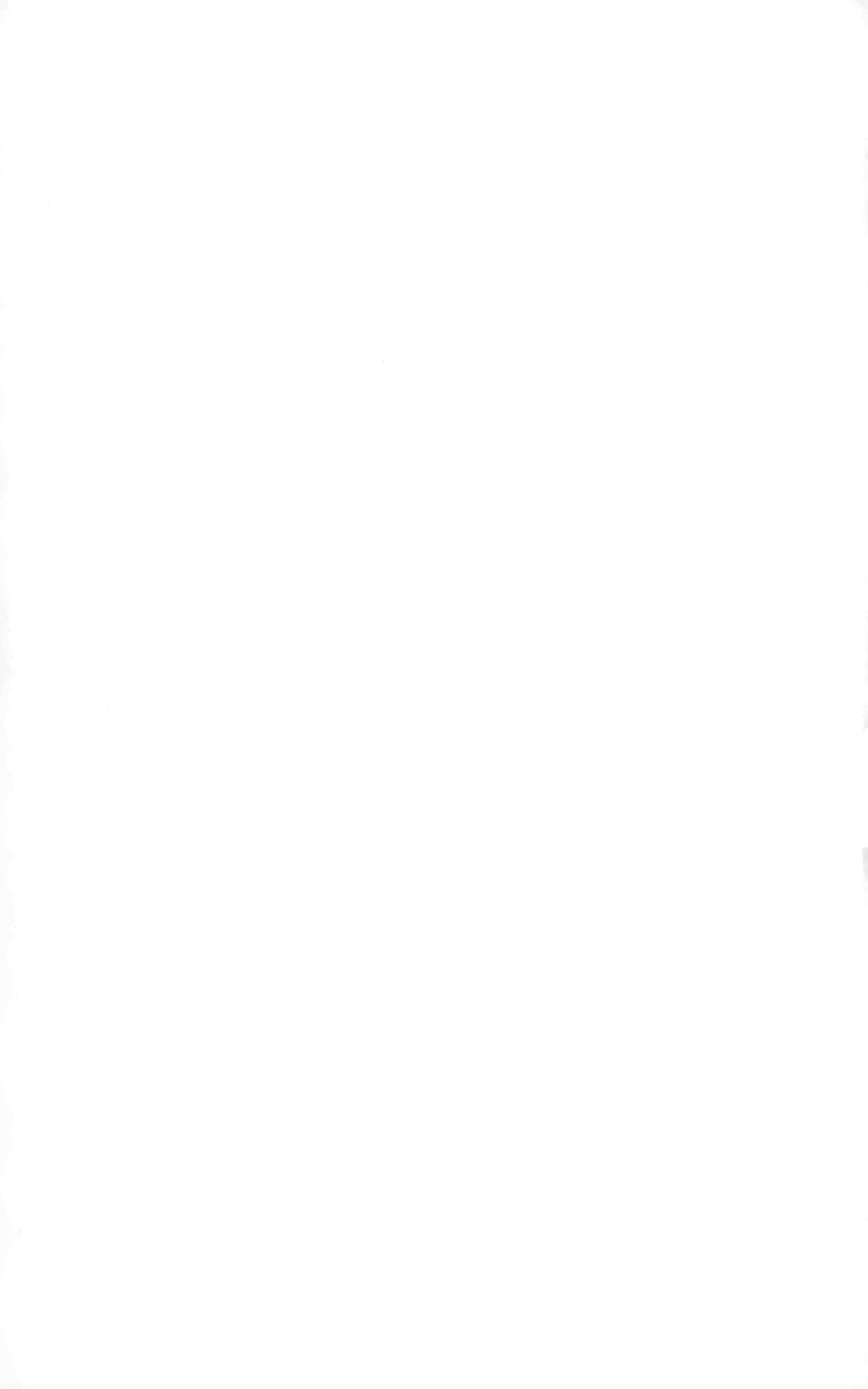

www.ingramcontent.com/pod-product-compliance
Ingram Content Group UK Ltd.
Pitfield, Milton Keynes, MK11 3LW, UK
UKHW020038080726
13614UKWH00004B/1840